Renueva

y

Florece

María Vigo McMacken, MS

Este libro se lo dedico a mi familia
y a otras personas en mi vida
que me motivan
a alcanzar lo mejor de mi ser.

Especialmente distingo a mis cuatro nietos,
para los cuales deseo un mundo en armonía
y un futuro con verdadera salud,
y a mi querida madre
por su apoyo en esta versión en Español.

Mi sueño es uno de compasión
para todos los seres vivientes
con quienes compartimos este planeta.
Todos estamos inextricablemente conectados.

CONTENIDO

CONTENIDO

───────── **Parte 1** • Renueva ─────────

CONTENIDO

Parte 2 • *Florece*

Prólogo

por Michelle McMacken, MD

Nunca olvidaré la llamada telefónica que recibí de mi madre una tarde de verano en el 2007. Ella acababa de regresar de una conferencia acerca de animales de granja y deseaba compartir algunas cosas que había aprendido. Recuerdo que mi cuarto parecía dar vueltas según ella me hablaba sobre las prácticas habituales en las granjas avícolas y lecheras. Yo había sido vegetariana ya por mucho tiempo, pero no estaba consciente de los procesos que hacían llegar la leche de vaca, el queso y los huevos – todos básicos en mi dieta – a mi plato de comida.

Aquella conversación cambió mi vida para siempre. Junto con mi madre y mis hermanas, decidí adoptar una dieta vegana, y esto probó ser una de las mejores decisiones que he tomado. Las beneficios fueron inmediatos, sentí una inesperada paz al darme cuenta que alineaba mis opciones de vida diaria con mis valores. Pero los beneficios continuaron en aumento según mi transformación personal me llevó a la profesional.

Al igual que la mayoría de los médicos, aprendí muy poco sobre nutrición durante mi formación médica. La primera fase de mi capacitación en medicina interna, la pasé haciendo lo que mejor sabía hacer: recetar medicamentos y referir a pacientes para procedimientos y cirugías. No tenía idea que nuestras elecciones de estilo de vida – particularmente de dieta – son de igual o mayor importancia que nuestra genética en términos de riesgo a enfermedad. Tampoco había aprendido de que cerca del 80% de las enfermedades crónicas – el tipo de enfermedad que yo atiendo día a día – se pueden prevenir adoptando cambios simples en estilo de vida incluyendo una dieta saludable.

En el 2013 asistí a una conferencia médica muy transformadora sobre nutrición y medicina de estilo de vida, y allí me enteré de la cantidad abrumadora de evidencia científica apoyando una dieta basada en plantas. Así decidí establecer la nutrición como centro de mi práctica de medicina interna. En solo unas semanas de aconsejar pacientes hacia una dieta basada en plantas, empecé a ver grandes transformaciones: pacientes mejorando el nivel de azúcar y de colesterol en la sangre, bajando la presión, perdiendo exceso de peso, y en ciertos casos dejando medicamentos. He continuado observando estos cambios a través de los años, algunos muy dramáticos. Ha sido bien gratificante, tanto para los pacientes como para mí, atender el origen causante de enfermedades crónicas en lugar de simplemente tratar los síntomas.

Al fin y al cabo, la ciencia está bien clara: para salud óptima y longevidad, nuestros patrones alimenticios deben de confluir alrededor de frutas, vegetales, granos integrales, legumbres, nueces, y semillas. Renueva y Florece refleja esta evidencia científica actualizada y detallada sobre el vínculo entre dieta, enfermedades y salud planetaria. Investigado exhaustivamente, y destilado en capítulos digeribles, este libro le demostrará como puede renovar su propia salud por medio de su selección de alimentos, y al mismo tiempo practicar la benevolencia con nuestro planeta y con aquellos con quienes lo compartimos.

A mi madre le doy gracias por las muchas cosas que valoro en mi vida – en especial en la forma en que me encaminó a un estilo de vida que celebra la salud y la compasión. Ella vive con exuberancia, abundancia, y alegría, desde su deliciosa cocina vegana (siempre con toque puertorriqueño), sus clases de baile, y su bello jardín, hasta su cariñoso amor por su familia y animalitos que la acompañan.

Renueva y Florece es el producto del espíritu vibrante de mi madre, de su formación en química fisiológica, su experiencia en asesoramiento de salud y bienestar físico, y más que nada, su pasión por un mundo humanitario y saludable. Yo espero que inspire al lector a comenzar una jornada hacia una vida en armonía con su propia salud, con otros seres y con la Tierra misma.

Michelle McMacken, MD
Doctor en Medicina Interna, ciudad de Nueva York, y orgullosa hija de María Vigo McMacken

Introducción y
Nota Para Personas Mayores

Introducción

Nuestra alimentación tiene un impacto poderoso en nuestra salud, bienestar y vitalidad, no importa nuestra edad o condición. El potencial que tiene de afectar nuestro cuerpo es profundo y de mucho alcance. Para rendir al máximo y hasta para sobrevivir, es esencial que pongamos atención a lo que comemos y el por qué lo comemos, de dónde procede y como se produce. Aunque en nuestra nación hoy en día vivimos más años de vida en total, la mayor parte de ese tiempo lo pasamos crónicamente enfermos.

Nuestro sistema alimenticio se ha convertido en algo complejo, violento y destructivo. Es una serie de procesos que resultan en productos insalubres, mayormente canalizados hacia la satisfacción del paladar y la ganancia monetaria en lugar de la promoción de la salud. Si pudiéramos renovar nuestro concepto de lo que es realmente alimenticio, lograríamos hacer una selección apropiada y el beneficio para nuestras vidas sería inmenso; floreceríamos, y alcanzaríamos lo mejor de nuestro ser sin importar nuestra etapa de vida.

Uno de nuestros problemas mas serios es la dependencia en productos de animales como alimento.

Hay muchísimas razones por las cuales esta verdad es usualmente difícil de considerar. Pero si examinamos sensatamente los problemas que nuestra sociedad confronta hoy en día en las áreas de bienestar individual, salud pública, medioambiente, economía, hambre mundial, justicia alimenticia, trato a los animales, violencia y hasta nuestra propia sostenibilidad, nos daríamos cuenta que todos están interconectados en una base que es el comer animales. La gran urgencia de acción, y la interrelación de estos asuntos representan un mensaje profundo al que debemos de prestar atención.

Nuestra selección alimenticia puede causar una diferencia enorme, impulsando una solución a nuestro dilema mucho mas rápidamente que cualquier otro método (como modificar medios de transportación, reducir uso de electricidad, etc.). Esto se puede conseguir, pues estoy convencida que el modificar nuestra alimentación puede ser algo simple, agradable, y muy gratificante una vez hecha la decisión.

Existe esperanza. Un tsunami de personas de la generación posguerra, llegando a la sensata edad de 70 años, amantes de la buena vida, inteligentes y llenos de recursos, son buenos candidatos. Pero aún hay otros: la generación milenaria de hoy día ya está construyendo un camino hacia un modo de alimentación basado en plantas, un camino que por su propia naturaleza no destruye innecesariamente otros seres que sienten ni el sistema ecológico donde vivimos. Pero creo que la generación con mayor probabilidad de renovar el modo en que hemos sido acondicionados para alimentarnos y verdaderamente transformarlo a algo mucho mejor, es la de nuestros niños. Ellos son los que en última instancia pueden ayudarnos a florecer hacia un mundo de paz, abundancia, salud y sostenibilidad, elementos que nos merecemos y deseamos poseer. Sin embargo, si no cambiamos ahora, cuando ellos estén suficientemente mayores para hacer el cambio podría ser muy tarde. Los científicos concluyen a partir de numerosos estudios, que la creciente escasez de agua en nuestro planeta se convertirá en un desastre de proporciones globales en solo pocos años; el calentamiento de la atmósfera pronto traerá contaminación catastrófica al planeta, creando un nivel tan alto en los océanos que amenazará nuestras costas e islas y nuestra vida silvestre desaparecerá. No existe mejor momento que el presente para sembrar las semillas del cambio esencial e inevitable que estaremos obligados a tomar.

Nota Para Personas Mayores

Si usted ha alcanzado la edad de 60 años, o si es mayor y con más sabiduría, este libro es para usted. Como personas mayores frecuentemente culpamos al proceso de envejecimiento al perder energía y la salud. Es una pena que un gran número de nosotros no nos demos cuenta que la mejor salud se puede obtener a cualquier edad, no importa la etapa de vida o los genes que hayamos heredado.

Mi experiencia enseñando sobre la salud a personas mayores me ha llevado a la conclusión que para poder considerar esta verdad necesitamos educarnos, obtener clarificación de ciertos hechos básicos, y tener mucha motivación. Todo está relacionado con la nutrición; la nutrición buena y concienzuda, y de esto se trata este libro.

Sucede que la selección nutricional que los científicos consistentemente definen como la mejor, se basa en abundancia de alimentos del reino vegetal: frutas, vegetales, legumbres, granos, nueces y semillas. Una y otra vez esta clase de nutrición es definida como la mejor porque no interfiere con la salud; por el contrario, la aumenta – las fuentes de nutrición basadas en plantas contienen todos los elementos para realzar la salud y ninguno de los que la empeora.

Pero nosotros los mayores, necesitamos mucha motivación para poder utilizar este conocimiento y adaptarnos a una nutrición centrada en plantas. Somos los que hemos vivido más tiempo con una serie de creencias y hábitos diferentes; nuestros padres tampoco tenían este conocimiento para transmitírnoslo. Nuestra crianza incluyó muchos hábitos de alimentación que en un entonces se consideraban buenos, pero que más recientemente han sido descubiertos como dañinos y promotores de una serie de enfermedades (del corazón, diabetes tipo 2, cáncer, Alzheimer, la obesidad y las autoinmunes) con las cuales lidiamos hoy.

Son hábitos de mucho tiempo. Sin embargo, cuando se trata de la salud, ¡nunca es tarde! Puede que sea arduo cambiar estos viejos hábitos, patrones y convicciones al enfrentar esta nueva información, pero es posible y en muchos sentidos extraordinario. De todos los grupos de personas, nuestro grupo es el más afectado por nuestra elección de alimentos. Somos nosotros los más retados por tantas dolencias crónicas que tanto impactan la calidad de vida y que innecesariamente la acortan.

¡Desafortunadamente, algunas de estas enfermedades, como la diabetes tipo 2 y la arteriosclerosis ya se observan en los niños de nuestra generación! Muchos de nosotros somos abuelos queridos, y en vista a esta información creo que nos incumbe hacer algo sobre esto. Tiene sentido proveer un buen ejemplo a nuestros nietos alimentándonos y sirviéndoles la clase de alimentos que previenen la arteriosclerosis o la diabetes tipo 2. ¡Qué contribución tan magnífica haríamos si lográramos que a temprana edad ellos desarrollaran el gusto por los alimentos realmente nutritivos y a la vez crearan conciencia del impacto que éstos tienen para nuestro cuerpo!

Pero hay otra razón por la cual creo que como abuelos podríamos hacer una gran contribución. En nuestra capacidad, a menudo podemos ofrecer oportunidades y experiencias que los padres no pueden proveer. Y no hay duda que deseamos que disfruten un mundo saludable ahora mientras crecen, mas tarde cuando adultos, y hasta después que nosotros ya no existamos. Tenemos en nuestras manos el ayudar a la generación joven de hoy entender las repercusiones inmensas que nuestra selección de alimentos tiene aún más allá de nuestra salud personal.

Este libro señala cómo la forma en que crecemos, cosechamos y procesamos los alimentos nos afecta grandemente, pero también cómo tiene un efecto enorme en el mundo que nos rodea. Debemos entender cómo la producción de alimentos explota las vidas de criaturas sintientes con quienes compartimos este planeta, y cómo son tratados durante la comercialización de sus cuerpos. Más aún, la Tierra tiene recursos finitos de los cuales nos podemos beneficiar, pero hay que hacerlo con prudencia; es crucial que no contaminemos el aire, el agua y el suelo que nos rodea hasta un punto que sea irreversible. Si lo hiciéramos, nuestros nietos, y sus hijos no podrían disfrutar del mundo que disfrutamos nosotros hoy. ¡Es posible que ni siquiera la Tierra sobreviva!

Nuestro mundo es uno de interconexión, y el compartir estas verdades con nuestra futura generación tiene consecuencias positivas y sin igual.

Prefacio

He escrito Renueva y Florece con la intención de motivar a los lectores a considerar cómo la solución de muchos de los problemas más urgentes que enfrentamos hoy en día, relacionados con la salud y el medioambiente, está en gran medida bajo nuestro control personal. El estar en mi mejor estado de salud a los 73 años se debe mucho a mi estilo de vida, pero lo que ha marcado una verdadera diferencia es mi decisión de seleccionar alimentos que son realmente nutritivos. Deseo inspirar a otras personas a que alcancen a ser lo mas saludable posible en cualquier etapa de sus vidas, y que sepan que al hacerlo, el resto del mundo será más saludable y sostenible también.

Me preocupa mucho que nuestros hijos y nietos no logren disfrutar de un mundo como el que disfrutamos nosotros hoy día, si continuamos con el patrón de alimentos estándar, dañinos a nuestra salud actual. De hecho, debido a esta selección, es posible que ni siquiera nuestro planeta sobreviva.

Más aún tengo esperanza de que este libro produzca conciencia hacia el hecho de que millones de animales que sienten y padecen, del mismo modo que nuestras mascotas y nosotros, son torturados y sacrificados cada minuto tan solo para ser usados como comida que en realidad nos enferma y pone en peligro el planeta.

Como consejera de salud y bienestar físico con maestría en química fisiológica, me complace ofrecer información basada en investigaciones evidenciadas y con pruebas claras y contundentes. En este libro prefiero presentar la información en forma corta y accesible para leer; por esto he escogido un tono conversacional incluyendo aclaraciones sobre datos a veces confusos. También ofrezco observaciones personales que espero despierten el interés del lector a buscar información adicional y por último a tomar acción.

Con esto en mente, he incluido una lista de recursos al final del libro en lugar de fijar cada fuente individualmente. Las lecturas recomendadas incluyen las referencias pertinentes y los estudios científicos en los que he basado la información. Exhorto al lector a leer los recursos detenidamente para obtener un conocimiento más profundo de la materia.

La información contenida en este libro – escrito en mi español regional y cultural de Puerto Rico – no está intencionada como consejo médico, sino como información general para tomar decisiones sensatas sobre una nutrición sana que enriquezca nuestra vida personal y se extienda hacia las áreas públicas y los ámbitos globales.

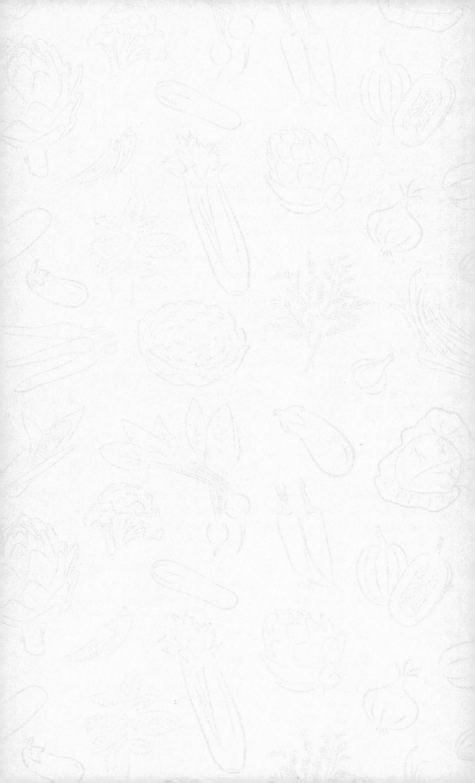

Reconocimientos

Este libro se convirtió en un proyecto de familia gracias a un muy querido grupo de parientes talentosos y con experiencia en la industria editorial.

Para comenzar, muchas gracias a mis tres hijas, quienes a pesar de sus trabajos diarios y sus numerosas actividades familiares estuvieron siempre dispuestas a apoyarme.

Estoy profundamente agradecida que mi hija Marisol Renner empleó su excelencia en diseño y edición de copia – experiencia perfeccionada en su largo trabajo en comunicaciones con el equipo profesional de fútbol Americano, los Ravens de Baltimore – para ayudarme grandemente con el manuscrito y diseño el interior del libro.

Mi hija Michelle McMacken, MD, editó el contento del libro durante su ocupada práctica en medicina interna en la ciudad de New York y un programa muy atareado de conferencias sobre medicina de estilo de vida basado de plantas. Aprecio mucho su inteligencia y su conocimiento.

También le doy gracias a mi hija Melissa McMacken, por aplicar su maestría en diseño interactivo y en arquitectura de información para ayudarme a crear y actualizar www.renewandflourish.com.

Tengo la gran fortuna de que mi cuñado Steven McMacken, un consumado artista gráfico de mucha experiencia, diseñó las portadas. Aprecio extremadamente su trabajo profesional impecable y su apoyo con sus ideas y comentarios. Muchas gracias a mi esposo Dr. Roger McMacken, PhD, profesor de biología molecular y bioquímica en la Universidad de Johns Hopkins por todo su apoyo y sugerencias científicas.

Deseo reconocer a mi querida madre, Georgina Morales, una impresionante y sabia persona de 96 años con maestría en educación superior, por su gran dedicación a la versión del libro en nuestro oriundo español puertorriqueño. Agradezco también a mis alumnas por sus palabras alentadoras y por su disposición a aprender más sobre el gran poder que tienen la alimentación y un estilo de vida saludable en nuestras vidas.

Siento una gratitud enorme hacia mis queridos nietos Braden, Preston, Vivienne y Simone, por inspirar mi visión. Pues son ellos los que principalmente le dan alas a mi sueño de que un mundo lleno de salud y de paz verdadera se haga realidad.

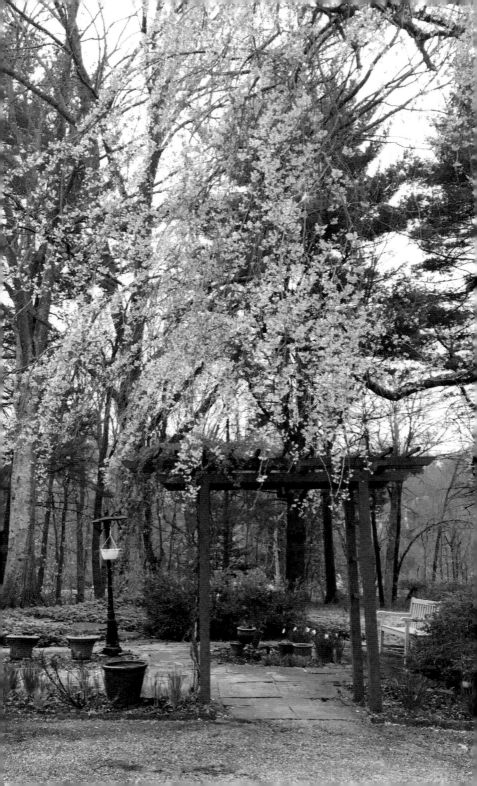

Renueva

EXTREMOS

Muchas personas consideran que el no comer carne ni productos de animales es extremo. Pero yo propongo que lo opuesto, el depender en animales para nuestra alimentación es el verdadero extremo. La carne animal no representa sustento para los seres humanos, al contrario, es más bien un detrimento para nuestra salud. Sin embargo, 7 billones de humanos cada año esclavizan y matan 120 billones de seres sintientes por el puro placer de comer. La evidencia es contundente en que todas las enfermedades crónicas que nos afligen, causando sufrimiento y muerte prematura, están vinculadas a la carne y secreciones de animales que ingerimos. Como veremos más adelante, hay una alternativa mucho más saludable, sensata y viable. ¡El continuar usando animales como alimento es el extremo!

Empecemos: es un extremo que millones de personas nos hayamos acostumbrado a aceptar la cirugía de desvío cardíaco como remedio para nuestro problema de salud #1: la enfermedad del corazón. Durante este procedimiento, vasos sanguíneos de las piernas o costillas se extraen quirúrgicamente, y se implantan en el corazón para desviar la sangre de las arterias bloqueadas por placas. Estas placas son causadas mayormente por sustancias procedentes de productos de animales en las que se basa la dieta occidental estándar. De hecho, muchos de nosotros no conocemos que la enfermedad del corazón puede prevenirse, en muchos casos detenerse y hasta revertirse a cualquier edad con una dieta basada en plantas y no en animales.

Otro extremo es pasar casi toda una vida con diabetes tipo 2 (una enfermedad que envuelve la insulina, hormona que tiene funciones bien complejas en el cuerpo) y en adición la incertidumbre constante de posibles complicaciones tales como ceguera, amputaciones y paro cardíaco, para nombrar algunas.

Al igual que la enfermedad del corazón, la diabetes tipo 2 se puede prevenir, detener, y en muchos casos revertir con una dieta de alimentos integrales basados en plantas.

Estas dos enfermedades, al igual que el cáncer, la obesidad, el Alzheimer y otras enfermedades abrumadoras, tienen una raíz en común: la inflamación crónica de los tejidos. En contraste, los productos de animales aumentan la inflamación crónica, pero los alimentos basados en plantas la disminuyen. Me parece a mí que si muchas personas pudieran, evitarían estos extremos al no depender de productos de animales como alimento y así se darían la oportunidad de una vida no obstaculizada ni acortada por estas enfermedades tan fácilmente prevenibles.

Entonces...¿Por qué no escoger esta sensata opción? ¿Por qué clasificar el no comer carne de animales como un extremo? ¿Será por ignorancia, falta de conciencia o descuido? ¿Será por denegación? ¿O será por lo difícil que es cambiar hábitos arraigados, especialmente aquellos asociados al gusto del paladar?

Claro está, vivimos en una sociedad donde el mercadeo y la propaganda de productos animales es tan eficiente y penetrante que termina convirtiéndose en lo normal; una sociedad donde el gobierno es vulnerable a corporaciones de mucha influencia, donde estamos tan ocupados que verdaderamente no ponemos atención, dependiendo así en guías del gobierno sin investigar bien las consecuencias de este tipo de alimentación, y donde la conveniencia que ofrecen los productos bien desarrollados de animales nubla nuestro punto de vista hasta hacer el problema invisible.

Seducción

La mayoría de nosotros fuimos criados desarrollando el gusto por la carne y las secreciones de animales desde muy pequeños. El acondicionamiento es tan fuerte que estos productos en realidad afectan nuestros genes determinando en gran forma su funcionamiento en el cuerpo. Muchos de los genes relacionados con el metabolismo son flexibles, sujetos a la influencia de nuestros alimentos para su expresión. Así, los alimentos a los que nos acostumbramos adquieren una importancia vital en términos del placer y el antojo que sentimos por ellos, y de su aparente salubridad. Este hábito es reforzado por las recomendaciones de médicos que sin darse cuenta apoyan comestibles que están directamente asociados con enfermedades crónicas.

Adicción

De acuerdo con las normas de la Academia Americana de Pediatría, un pediatra recomendó que mi nieto tomase 24 onzas de leche de vaca a diario después de terminar la lactancia con su mamá. Yo me quedé pasmada. ¿Cómo iba a ser posible que este niño de dos años pudiera alojar en su pequeño estómago vegetales, granos y frutas que ya había empezado a comer? ¿Cómo iba a poder continuar desarrollando el gusto por esos alimentos tan saludables, y no por la enorme cantidad de grasa saturada en la leche de vaca?

Pronto caí en cuenta de algo de igualmente significante: Lo que le hacemos a los niños – alimentarlos con grandes volúmenes de secreciones provenientes de animales de una especie diferente a la nuestra. Esta es una especie que tiene requisitos únicos de proteína (mucho más altos que los humanos) y de hormonas (que hacen proliferar células para un animal mucho más grande: ¡una vaca!). ¿Qué efecto podrían tener dichas secreciones en nosotros? Además de esto, nosotros insistimos en continuar consumiendo productos lácteos hasta edad adulta, cuando ningún otro animal lo hace. Todas las demás especies naturalmente suspenden la leche con el destete.

La adicción es otro factor que nos impide seleccionar un modo más saludable de alimentación. Muchos productos de animales contienen elementos químicos naturales con propiedades adictivas, notablemente la caseína, la proteína principal de todos los productos lácteos. Cuando ésta es digerida, se descompone en péptidos llamados caso-morfinas. Al igual que la morfina, estos péptidos son adictivos. Así, tanto la leche como el queso, la mantequilla, el yogurt y el mantecado son adictivos. ¡No es sorprendente que tengamos dificultad en rechazar estos productos, ni tampoco es sorprendente que no podamos considerarlos extremos!

El procesamiento de productos alimenticios (basados en animales o en plantas), ha traído una dimensión adicional al problema de la adicción a ciertos comestibles. La industria procesadora de alimentos fragmenta los productos alimenticios, y aísla los fragmentos, reconstituyéndolos luego con azúcar, sal y grasa adicional; esto resulta en productos tóxicos (desafortunadamente los productos procesados de animales como la tocineta, los perros calientes y las carnes frías, han sido ya clasificados como carcinogénicos de grupo 1) o con un valor sumamente alto en calorías. Estas creaciones altamente calóricas tienen el poder de activar la dopamina, hormona importantísima en el centro del cerebro que produce grandes sensaciones de placer. El antojo por los productos procesados se va fortaleciendo, y de este modo termina en una adicción que nos impide rechazarlos. Los mejores alimentos, aquellos que nos proveen salud óptima, son los que obtenemos con sus nutrientes en el estado natural o integral, no procesados. Hay que tener esto bien claro.

▼ Es fundamental considerar la adicción al azúcar en exceso, pues estudios científicos señalan su conexión directa no solo a la enfermedad del corazón, pero al Alzheimer también. La mayoría del exceso de azúcar en nuestra dieta se encuentra en las bebidas endulzadas (la soda, los refrescos para energía, para deportes y los de frutas); le siguen a estos las golosinas procesadas que contienen jarabe de maíz alto en fructosa, como son las galletas, dulces, los bizcochos, la repostería, los helados, el yogur y los bombones, y por último, se obtiene también en los cereales procesados.

Comestibles Baratos

Muchos comestibles de animales son creados específicamente para la venta barata. Esto promueve el consumo exagerado, por tanto la enfermedad, y esto resulta en otro problema más. En realidad la carne, las secreciones de animales y otros productos basados en ellos terminan no siendo baratos como a menudo parecen. Esto es porque tienen costos escondidos que no están incluidos en los precios regulares a los cuales se venden. Estos costos son transferidos a la sociedad en forma de impuestos, y hasta las personas que no consumen productos basados en animales tienen que pagarlos. Esto es extremo e injusto.

Los costos encubiertos incluyen:

- Grandes cantidades de dinero necesarias para el cuidado de todas las desenfrenadas enfermedades crónicas y degenerativas. La diabetes tipo 2 por sí sola le cuesta a los E.E.U.U. cientos de billones de dólares anuales.

- El costo de otras enfermedades asociadas con la alimentación basada en productos de animales, como resistencia a los antibióticos y envenenamientos, todos prevenibles también con buena dieta y estilo de vida , llega en los E.E.U.U. a trillones de dólares.
- Costos exorbitantes de las primas de seguros – ¡He aquí uno de los problemas del sistema de salud!
- Grandes subsidios a la inmensa industria actual de animales, originalmente destinado para agricultores pequeños.
- Daño exorbitante al medioambiente, incluyendo erosión de los suelos, contaminación y reducción de las vías acuáticas, concentración de desperdicios de animales en lagunas, esparcimiento de estiércol, exterminación de fauna silvestre que interviene con el ganado industrial, la sobrepesca, y la captura incidental de muchos otros animales del mar.

Moderación

Una justificación muy común para continuar comiendo carne y secreciones de animales es el argumento de la moderación. Sin embargo, es increíble como son los efectos negativos de los productos de animales. Solo una pequeña cantidad en una comida es suficiente para iniciar daño a los tejidos del cuerpo, y este daño se acumula.

Por ejemplo, se observa que solo dos porciones de carne por semana aumentan el riesgo de desarrollo de diabetes tipo 2 a más del 70%. La acumulación de este tipo de daño – aunque sea moderado – resulta en inflamación, que es el mayor dilema de nuestra salud. ¡La inflamación conlleva a placas arterioscleróticas en los vasos sanguíneos de todo el cuerpo, y ya éstas pueden ser observadas en niños tan jóvenes como de 10 años de edad!

▶ Toxinas Bacterianas

Pocas horas después de una comida que contenga carne, las toxinas bacterianas causan una gran inflamación en nuestro cuerpo, paralizando el sistema vascular. Estas toxinas proceden de bacterias externas o internas a nuestro cuerpo.

Externas

Estas se originan en los tejidos de los animales que ingerimos, y mayormente se deben a contaminación

23

COMPASIÓN

Para muchos de nosotros, vivir verdaderamente de acuerdo a nuestros valores no es tan fácil aunque exista la intención de hacerlo. Deseamos practicar lo que la gran parte de las culturas fomentan: el cultivar y expresar compasión hacia todos los seres – una cualidad probablemente intrínseca al ser humano, un rasgo heredado según evolucionamos hasta el presente.

Pero a menudo nos quedamos cortos: olvidamos la meta, o la negamos hasta justificando lo opuesto con acciones contrarias, pretendiendo que nuestro comportamiento es compasivo. Nuestra contribución al daño abrumador que le hacemos a los animales solo para nuestro placer gustativo es un magnífico ejemplo. Desafortunadamente, la internalización de esta contradicción nos conduce a la desconexión del resto del mundo viviente, a la desesperanza, a la indiferencia y al cinismo que solemos experimentar hoy en día.

▼ El Día de Acción de Gracias podría ser una celebración más maravillosa si no fuera por la costumbre de la mayoría de las personas de referirse a ésta, y percibirla como "el día del pavo". El admirar el color de un ave acabado de ser asado en el horno, disfrutando su aroma, usándolo como centro de mesa, y deleitándose en su sabor sin considerar ni siquiera un segundo el dolor y la violencia por las cuales esta ave tuvo que pasar, o la devastación al mundo que causó durante su producción, está en completa (y enfermiza) disonancia con nuestra forma de vernos como seres compasivos y buscadores de la paz. Esto es desafortunado pues se sabe bien que el tomar tiempo para sentirnos agradecidos aumenta nuestra salubridad. La sinergia que existe cuando expresamos agradecimiento con familia y amistades nos da una oportunidad para aumentar nuestro sentido de bienestar e interconexión. El gozo habitual que produce el alimentarse con carne de un animal nos distrae y lo que realmente celebramos es muerte, violencia y sufrimiento.

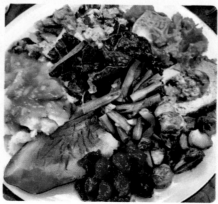

Gran Cena de Acción de Gracias sin Pavo

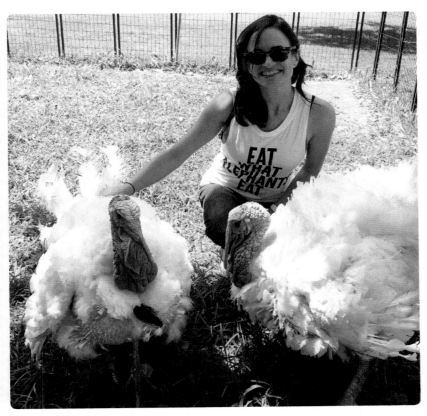

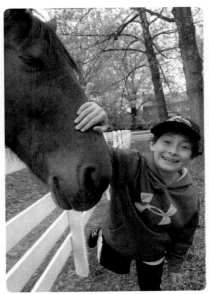

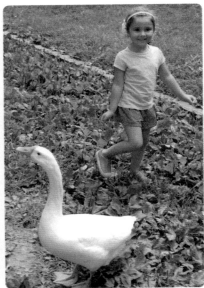

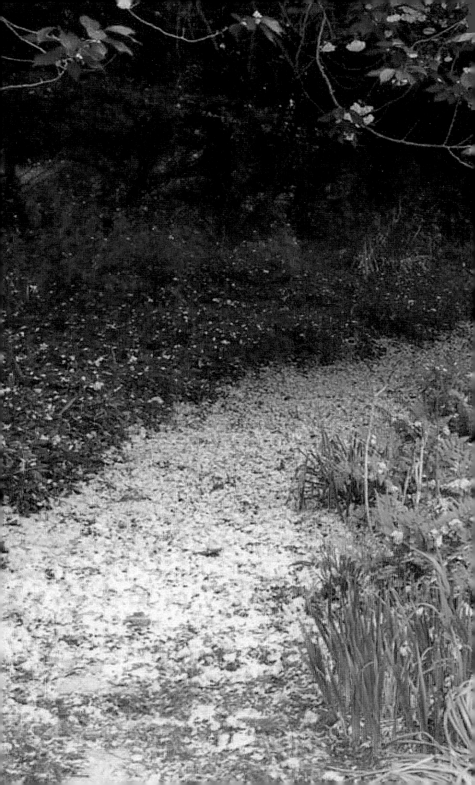

Florece

VIVACIDAD

Después de todo, es sentido común, y no un extremo, el que nosotros seleccionemos aquellos alimentos que tengan vida y vivacidad. El sustento que nos provee la energía que todos anhelamos, es el que necesitamos. Al incluir comidas que evidentemente detienen nuestra vitalidad y dinamismo, desviamos nuestro bienestar y salubridad, aumentando con cada bocado nuestro riesgo de enfermedad. Lo que necesitamos es alimentación buena, producto de amor, no violencia, forcejeo y muerte. Estos alimentos con los cuales podemos prosperar son los coloridos productos agrícolas que vemos en el supermercado. Consideremos la meta de una nutrición basada en plantas como la mejor para una salud óptima.

Examinemos como uno de nuestros alimentos más adictivos – el queso – sabotea nuestra oportunidad para obtener energía y vitalidad. El queso lácteo es como una droga: nos produce una sensación placentera momentánea seguida por una bajada muy costosa.

El queso no solo contiene 10 veces la cantidad de grasa de una taza de leche de vaca, pero se convierte y se almacena muy fácilmente como grasa en el cuerpo. La grasa es calóricamente más densa que los otros macronutrientes – proteínas y carbohidratos – su cantidad mayor de calorías es la causa del aumento de peso. ¡Aquellos que se preocupan por el peso, deben vigilar el queso!

El queso es extremadamente problemático, porque contiene mayormente grasa saturada, la cual conduce a la diabetes tipo 2 y a las enfermedades del corazón. En adición a su propio contenido de colesterol, el queso induce aún mas producción de colesterol en nuestro cuerpo. Esto tiene doble impacto en la obstrucción de las arterias. Cuando éstas se tupen con colesterol, existe menos cantidad de oxígeno accesible para el cerebro y otros órganos, lo cual puede causar dolor de pecho, dolor de espalda, disfunción eréctil, fatiga, y eventualmente infarto.

Además de mucha grasa saturada y de colesterol, el queso contiene otros ingredientes que conducen a enfermedades. Este contiene proteína animal, promotores del crecimiento de células, y hormonas femeninas, todos fuertemente ligados al cáncer en los seres humanos. También contiene una gran cantidad de sodio, y el exceso de sodio tiende a elevar nuestra presión arterial, finalmente ocasionando fallos del corazón, ataques cardíacos, demencia y fallo en los riñones.

ABUNDANCIA

Visto desde el punto de vista de una persona habituada a comer carne, la nutrición basada en plantas podría parecer limitada. Sin embargo, la realidad es que existe una abundancia fenomenal de opciones en el mundo vegetal con toda clase de combinaciones para todos los gustos. La alimentación basada en plantas es reconfortante y gratificante porque produce paz, es deliciosa y totalmente sostenible. La selección de una diversidad de vegetales, granos y frutas como plato principal en lugar de un intermediario inadecuado, el animal, es la mejor forma de alcanzar energía, ánimo y entusiasmo en la vida. Resulta que no es solamente la eliminación de la carne con tantos elementos impactando adversamente nuestra salud, sino la presencia amplia de nutrientes derivados de plantas lo que nos ayuda a florecer.

Existe una diversidad enorme de nutrientes necesarios en el mundo vegetal que no podemos obtener de la carne y demás productos de animales. La mayoría de los animales que comemos obtienen estos nutrientes de las plantas (tales como fibra, antioxidantes y fito-nutrientes), pero el valor nutritivo de estos se pierde en el proceso digestivo del animal. Dichos nutrientes son absolutamente esenciales para nuestra salud, para la prevención de enfermedades crónicas y para retrasar el envejecimiento. La fibra, los antioxidantes y los fito-nutrientes interfieren con reacciones enzimáticas que llevan a la inflamación crónica. Otra función es que mantienen el balance crítico de la comunidad microbiológica de nuestro sistema digestivo. Esta comunidad microbiológica tiene importancia sin igual para la digestión, la regulación del apetito, el mantenimiento del sistema inmunológico, y tienen un sinnúmero de otras funciones importantísimas que los científicos todavía no entienden por su alta complejidad. Siendo estos nutrientes tan esenciales, junto con que solo un porcentaje escaso de la población los adquiere con regularidad, no es difícil ver por qué sufrimos de tantos problemas de salud.

CROQUETAS DE BATATAS DULCES Y QUÍNOA

Aunque muchos lo desconocen, las batatas son muy ricas en nutrientes, de hecho, son casi suficientes para la supervivencia humana. La combinación de las batatas con la quínoa, un grano utilizado exitosamente por muchas generaciones antiguas como fuente de proteína casi perfecta, resulta en un alimento singular. Para mas deleite, sírvalas con hongos Portabella o Shitake asados y no se arrepentirá.

Ingredientes
- 2 batatas dulces peladas, cocidas y majadas
- 1 cebollín picadito
- 1 taza de quínoa cocida de acuerdo con las instrucciones
- 2 equivalentes para huevos "Egg Replacer"
- Sal y pimienta a gusto

Método
Mezcle bien todos los ingredientes y sazone a gusto. Forme la mezcla en empanaditas y cocine aplastándolas un poco, en una plancha de asar levemente engrasada, y dándole vuelta una vez doradas.

VARIEDAD

Se dice que la variedad es la sazón de la vida, y es verdad. La gran variedad que el mundo vegetal ofrece es la esencia de su valor nutritivo. Los vegetales en su estado natural contienen todos los nutrientes necesarios para una salud óptima. Una excepción es la vitamina B12, hecha por las bacterias de suelo, pero son eliminadas por el saneamiento de productos agrícolas. Suplementación de vitamina B12 es recomendada tanto en nutrición basada en plantas como en la de animales.

Los nutrientes obtenidos de las plantas en su estado natural se encuentran en forma biológica accesible, integrando proteínas, carbohidratos, grasas, minerales, vitaminas, fibras, antioxidantes y fito-nutrientes en una misma planta. Esto produce una sinergia especial. Sin duda, mientras más reemplacemos los comestibles animales con diversidad vegetal, más saludables seremos. Y mientras más integrales y en su forma original estén esas plantas, mejor. La paradoja interesante es que la nutrición que conduce a la salud óptima es definida por variedad, y no por restricción, como mucha gente percibe la nutrición basada en plantas.

Yo he tenido la fortuna de participar en la crianza de mis cuatro nietos. Siento un placer tremendo al observarlos y ayudar a posibilitar el desarrollo de cada identidad, de la compasión y la conexión con otros seres vivientes. La introducción de alimentos verdaderamente nutritivos, obtenidos éticamente y sosteniblemente se transforma en algo muy divertido con un juego simple de encontrar los diversos colores (¡la variedad!) en sus comidas.

Es interesante como a los niños naturalmente les apetecen los alimentos basados en plantas, y nunca es tarde para exponerlos a estos, se adaptan rápidamente si somos cuidadosos y lo hacemos consistentemente.

He observado que mis nietos han desarrollado una actitud detectivesca hacia los alimentos, para determinar los posibles efectos negativos a su salud, a los animales o al medioambiente, y parecen estar orgullosos de poder establecer estas distinciones. En cierto momento, antes de aceptar una merienda de rodajas de tortilla con sabor a limón, uno de mis nietos preguntó si contenía productos lácteos.

Las papilas gustativas responden también. En otra ocasión me sorprendió (y me alegró) que mi nieta mayor se rehusó a comer un bocadillo popular de queso lácteo, pues no le gustó el sabor.

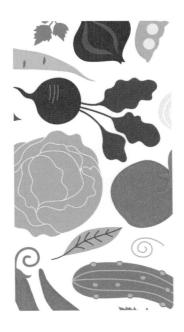

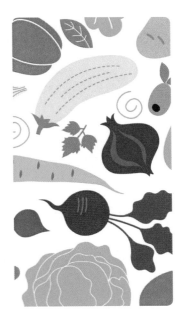

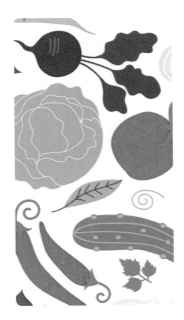

SALTEADO DE BERENJENA, PIMIENTOS, HONGOS Y COL RIZADA

Este salteado es un arcoíris de colores, un despliegue de sabores deliciosos, y una mezcla con variedad sin igual. Siempre que hay cosecha de berenjena en el jardín, esta es la cena del día. La col rizada triunfa con sus nutrientes tan alimenticios, y el añadir hongos "Shitake" hace este plato excepcional.

Ingredientes
- 1 cucharada de aceite de oliva
- Caldo de vegetales
- 1 cebolla roja
- 1 pimiento mediano rojo, otro amarillo y otro anaranjado partidos en rodajas
- 10 hongos "Shitake," lavados y su tallo cortado, y partidos por la mitad
- 1 berenjena pelada y cortada en pedazos pequeños
- 1 puñado de col rizada: como 20 hojas pequeñas o grandes cortadas en pedazos de 1 pulgada

Método
Revuelva la cebolla y los pimientos en el aceite en un sartén grande sobre temperatura media hasta que las cebollas estén transparentes y los pimientos blandos. Añada un poco de caldo, los hongos y la berenjena y cocine removiendo de vez en cuando. Cubra y cocine por 10 minutos hasta que todos los vegetales estén cocidos; añada más caldo a su gusto. Añada la col, mezcle todos los ingredientes, y deje reposar a fuego lento por 5 minutos más.

La col rizada es el vegetal de hoja verde mas nutritivo que existe. La col contiene mas hierro que la carne de res y en una forma biológica mas accesible; contiene mas calcio y con mejor absorción que la leche de vaca, y para más, contiene mucha fibra. La col es rica en omega 3s y en los antioxidantes caroteno, vitamina A y C.

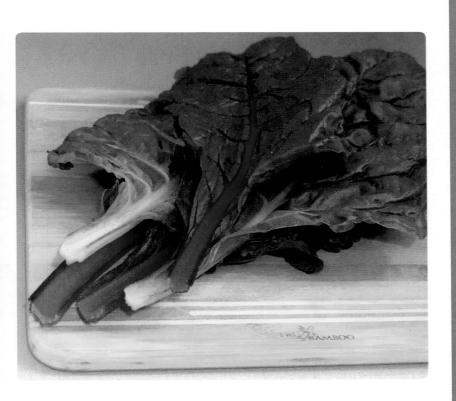

Las coloridas acelgas
pertenecen a la misma familia de
crucíferos al que también pertenecen la col, el
brócoli, el coliflor, el repollo, rábanos y
los repollos de Bruselas. Todos estos vegetales crucíferos,
son antiinflamatorios increíblemente efectivos para prevenir
enfermedad cardíaca, cáncer, artritis, diabetes y varias
enfermedades autoinmunes. La gran cantidad de fito-químicos
en este grupo de vegetales son además desintoxicantes
muy fuertes. Esta propiedad se debe en gran parte a la
existencia de compuestos que contienen sulfuro. Como
resultado, los metabolitos de estos compuestos
resultan tener impacto tremendo en
nuestra salud.

ROMPIENDO EL HÁBITO

Para muchos, la transición a dejar de comer carne es difícil, y hasta aparenta ser limitante a pesar de la gran abundancia de alimentos basados en plantas. Aunque los cambios a veces suelen ser algo dificultuosos, los expertos dicen que en promedio, tan solo toma 21 días para que nuestro paladar se adapte e ignore antojos por alimentos insalubres. Una vez que esto suceda, el efecto de los nuevos beneficios sostiene el cambio.

Afortunadamente, esta forma de alimentación sensata está siendo rápidamente valorada y aceptada, y muchas compañías facilitan la transición produciendo comestibles deliciosos que se asemejan en sabor y textura a los basados en animales que estamos acostumbrados a comer, pero sin sus detrimentos. (Ver la lista de estos alimentos especiales al final del libro). Existen muchas alternativas, que aunque procesadas, muchas son más saludables que las basadas en animales. Actualmente las hay para el queso, la leche de vaca, los huevos (para hornear o hacer revoltillo etc.), para la carne de pollo, res, jueyes, peces, y mucho mas. Estos productos proveen la oportunidad de transformar comidas tradicionales basadas en productos de animales en una versión más saludable basada en plantas.

Es importante apoyar a las empresas nuevas que han creado alternativas basadas en plantas, comprando sus productos, de manera que las gigantescas de lácteos y carne observen el interés y respondan con productos más saludables y responsables. De hecho, la demanda por sustitutos a la carne y lácteos ya ha inducido a que la industria animal adquiera muchas de estas empresas nuevas de productos basados en plantas.

No obstante, es crucial entender bien que son las plantas en su estado natural, no procesado o refinado, las que contienen la mejor nutrición, y la sinergia mágica entre nutrientes. Para alcanzar la verdadera salud, las plantas integrales son imprescindibles. Mientras más las incluyamos en nuestra alimentación, y dejemos atrás los productos de animales, mejor salud tendremos – y más saludable será todo nuestro planeta.

TORTA DE "BURGER" ESTILO "MOM"

Esta receta de mi suegra ha sido disfrutada por años en nuestra familia. Originalmente se preparaba con carne de vaca molida, pero la substitución con soya molida no sólo no afecta el sabor, sino que la torta es mucho más sana y nutritiva.

Ingredientes
- 1 paquete de soya molida congelada –preferiblemente marca "Nate's"
- 1 cebolla amarilla picadita
- 1 lata de sopa de tomate – o 3 cucharadas de salsa para pasta
- 1 lata de habichuelas verdes cortadas a 1 pulgada de largo, o preferible, 1 paquete congelado
- 1 cucharadita de aceite de oliva
- ½ taza de caldo de vegetales
- Sal y pimienta al gusto
- 4 papas grandes, cocidas, majadas y suavizadas con leche de soya y mantequilla

Método
En la estufa derrita la soya en el aceite a temperatura media. Añada el caldo, la cebolla, la sopa de tomate (o salsa) y las habichuelas verdes a la soya, mezcle bien y sazone al gusto. Transfiera la mezcla a una vasija rectangular de hornear y cúbrala por completo con las papas majadas. Hornee a 350 grados por media hora y sirva esta delicia inmediatamente.

ALIMENTACIÓN

Es frecuente que las personas se pregunten ¿Y qué hay de plato principal con alimentos basados únicamente en plantas? ¿Qué compro, y cómo lo cocino y sazono para buen sabor?

A mí me encanta comer, pero también me gusta la sencillez, de modo que mi cocina es bien básica durante la semana, y de vez en cuando, especialmente en el fin de semana, preparo algo más elaborado con receta especial.

El obtener nutrición óptima resulta fácil si nos enfocamos en la variedad y color de nuestros alimentos. En mi caso, es común que prepare un plato basado en legumbres (frijoles, habichuelas) y granos como plato principal, y junto a esto una mezcla de vegetales verdes, alguna fruta como aguacate o plátanos, verduras como papas, y algún otro alimento con color complementario.

Siendo niña, en restaurantes solía oír a personas pidiendo "un matrimonio, por favor". Esto significaba una orden de arroz con habichuelas rojas, algo que a nosotros los puertorriqueños nos gusta mucho. Este es un plato básico de nuestra cultura, traído de África por los esclavos. Años más tarde, cuando estudié la ciencia de la nutrición, me di cuenta de que esta combinación de grano y legumbre es muy saludable, y tiene sentido de que tengan gran sabor juntos. Más tarde en la vida he descubierto que otras habichuelas (frijoles, como otros les llaman) son sabrosas también con arroz. De hecho, el arroz mezclado con habichuelas negras se come como desayuno en otro país que adoro, Costa Rica, y a la mezcla le llaman Gallo Pinto. Otros países prefieren otros granos similares, como las lentejas o los deliciosos garbanzos, en combinación con arroz.

La salud no se obtiene de comestibles que son altos en calorías y bajos en nutrientes (con calorías vacías). Estos comestibles son usualmente los procesados, cargados de grasa, sal y/o azúcar. Sin embargo, los alimentos basados en plantas, son más bajos en calorías. Teniendo mucha nutrición y fibra, satisfacen mejor el apetito, y aún más, previenen enfermedades.

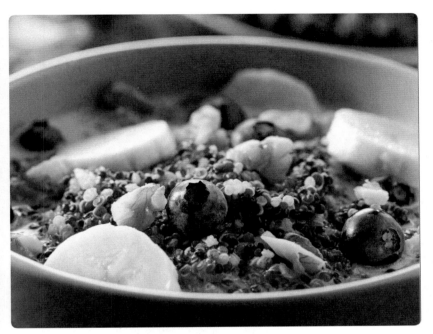

Tazon de Quinoa Para Desayuno

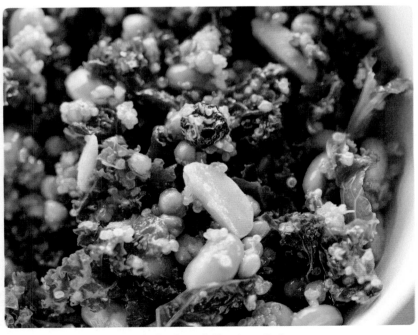

Ensalada de Col Risada y Quínoa

Modificación y Sustitución

El transformar ciertos alimentos hacia algo más saludable es fácil, y lo hago con frecuencia. Por ejemplo: el arroz blanco contiene proteína, algunos minerales y otros nutrientes, pero en términos de nutrición no se puede comparar con el arroz integral. Al igual que otros granos y cereales, el procesamiento del arroz reduce enormemente su contenido de fibra, de carbohidratos complejos, de vitaminas, minerales, antioxidantes y de fito-nutrientes. El enriquecimiento artificial no es suficiente para suplir estos nutrientes. Es preferible acogernos a granos y cereales que no han sido procesados ni refinados, escogiéndolos bajo sus etiquetas como integrales ("whole") en la descripción de sus nutrientes.

He aquí un ejemplo de cómo transformar una porción arroz blanco en algo mas saludable: La idea es substituir una cantidad de quínoa, un grano integral sumamente nutritivo, en lugar de arroz durante el proceso de cocinarlo; el sabor es prácticamente igual, pero el valor nutricional mucho mas alto.

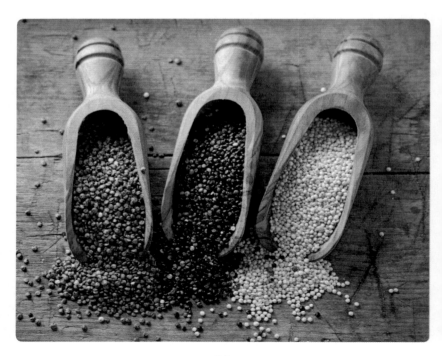

RIGATONI HORNEADO DE MARISOL

A mi hija Marisol le gusta mucho transformar recetas elegantes a versiones sanas, y en particular las que contienen pasta, que a mis nietos les encanta. Este Rigatoni que incluye tanto tofu como soya molida resultó un jonrón, pues le encanta a todo el que lo prueba.

Ingredientes
- 1 caja de Rigatoni
- ½ paquete de soya molida
- Queso estilo "mozzarella" no lácteo rayado (marca "Daiya" es perfecto)
- Salsa para pasta (1-2 potes grandes, dependiendo del gusto)
- 10 onzas de tofu firme o extra-firme escurrido
- 3 dientes de ajo
- 1 cucharada de aceite de oliva
- 1 cucharada de orégano
- ¾ cucharadita de sal de mar (o al gusto)

Método
Pre caliente el horno a 350 grados. Hierva el Rigatoni de acuerdo con las instrucciones. Entretanto prepare el ricota de tofu: en un procesador pulse el ajo, tofu, orégano y la sal hasta combinados.

Cocine la soya molida según las instrucciones del paquete (puede cocinarlo un poco más para que se tueste un poco).

Arréglelo todo en un molde rectangular: Rocée el molde con aceite cano-la o engráselo levemente con aceite de oliva. Escurra la pasta y añádala al molde. Mezcle con esto el tofu ricota y la salsa de pasta. Finalmente añada la soya. Termínelo con su selección de salsa de pasta, y riegue el mozzarella Daiya por encima. Cubra con papel de aluminio y hornee por 20-25 minutos. Quite el papel y ase a calor alto, por unos minutos hasta que el queso se derrita y se dore. Espolvoree hojuelas de ají picante si lo desea.

Fibra

La fibra es extremadamente importante para nuestra salud, pero desafortunadamente la gran mayoría de las personas consumen mucho menos del mínimo de fibra recomendada por día.

He aquí varias de las funciones significativas de la fibra:

- Sirve como prebiótico – el alimento preferido de las bacterias beneficiosas de nuestro intestino, las que al digerir fibra producen substancias esenciales para nuestro sobrevivir y defensa en contra de enfermedades
- Promueve la diversidad y abundancia de las bacterias digestivas beneficiosas, ambas importantes para la salud.
- Regula la absorción de la glucosa, previniendo así altos y bajos en azúcar en la sangre
- Reduce la absorción de colesterol y de grasas insalubres
- Promueve la absorción de las vitaminas
- Nos ayuda a sentirnos satisfechos, previniendo el consumo en exceso, y así a manejar el peso
- Tiene particular importancia en la prevención de diabetes tipo 2, enfermedades cardiacas, y cáncer del colon
- Optimiza la función del sistema gastrointestinal previniendo el estreñimiento

En general, todos los alimentos basados en plantas integrales proveen fibra. La mayor cantidad se encuentra en las legumbres y los cereales con cáscara, seguida por frutas, semillas, vegetales y granos integrales. Desgraciadamente, no hay fibra alguna en un plato lleno de comestibles basados en productos de animales, pues estos no contienen nada de fibra.

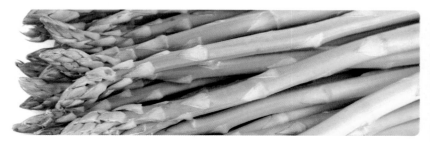

SOPA DE ESPÁRRAGOS

Me encanta la sopa. La sopa es una forma muy deliciosa de incorporar buena nutrición a una comida. La sopa es versátil: se puede hacer en puré, con todos los ingredientes uniéndose de forma exquisita, o dejarlos todos al natural en el caldo. Creo que todas las sopas tienen una esencia básica de donde salen variaciones. Todas mis sopas empiezan básicamente igual: sofreir cebolla y ajo y añadir caldo de vegetales; después se añaden los vegetales escogidos y un manojo de cilantro, y se cocina todo. Qué especies incluir, y si se utiliza una licuadora de mano para hacer puré son opciones individuales que pueden convertir cada sopa en una cosa extraordinaria.

Ingredientes
▶ 2 cucharadas de mantequilla no láctea ("Earth Balance" es perfecta)
▶ 2 puerros lavados, y su parte blanca cortada en rebanadas
▶ 1 cebolla pelada y cortada en pedazos
▶ 2 dientes de ajo rebanados
▶ 2 tazas de caldo de vegetales
▶ 1 papa grande, pelada y cortada en pedazos
▶ 12 espigas de espárragos, cortados (puntas desechadas)
▶ 1 ramillete de cilantro o perejil cortado
▶ 24 avellanas mas o menos, previamente tostadas y peladas

Método
Cocine los puerros y la cebolla en la mantequilla hasta que estén transparentes, entonces añada el ajo y cocine un poco más. Añada el caldo de vegetales, la papa, los espárragos y las avellanas. Deje hervir. Baje el calor y deje cocinar tapado hasta que todo se ablande. Procese todo, y añada más caldo según se necesite. Decore con algunos pedazos de espárragos y caliente un poco más.

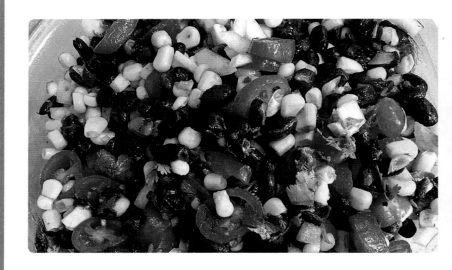

SALSA DE HABICHUELAS NEGRAS

A mi familia le encanta la salsa, y esta receta tan colorida contiene mucha fibra y en sí es una comida completa. Es una salsa muy fácil de preparar y los ingredientes se comen completamente en su estado natural sin cocinarse. Es una divinidad nutritiva, y súper deliciosa al paladar.

Ingredientes
- 1 cebolla roja picada enpedacitos
- 2 latas de habichuelas negras, escurridas y enjuagadas
- 1 taza de maíz orgánico descongelado
- 2 tomates grandes
- 1 puñado grande de cilantro
- Jugo de limón y comino al gusto

Método
En una vasija grande mezcle bien todos los ingredientes y deje que todo se una como por media hora antes de servirla con tortillas de maíz azul. Las sobras de la salsa también pueden calentarse y usarse como guisado para otra comida con salsa blanca agria por encima.

¿Y Qué Tal La Proteína?

Nuestra sociedad pone un énfasis enorme en la proteína, aún cuando se consume una y media vez la cantidad necesaria. No solo hay suficiente cantidad de proteína en el mundo vegetal para la salud óptima, pero la proteína de plantas integrales existe en una forma súper-alimenticia, acoplada naturalmente con fibra, vitaminas, fito-nutrientes, antioxidantes, carbohidratos complejos, grasas esenciales y minerales, y sin los elementos que promueven enfermedades. Las legumbres contienen la mayor cantidad de proteína, le siguen granos, semillas y nueces; finalmente existe en vegetales y frutas también. La obsesión con la proteína persevera, aunque estudio tras estudio científico demuestran que demasiada proteína en exceso (especialmente animal) es un principal contribuyente al cáncer, las enfermedades del corazón, a diabetes tipo 2 y a la muerte prematura.

ENSALADA DE TOFU

Esta ensalada de tofu no dura mucho en nuestra nevera. Se puede usar como salsa para tostadas o en sándwiches, y es tan rica, que a veces hasta la comemos sola. El tofu es una fuente de proteína muy conveniente, y toma el sabor de cualquier cosa con que se prepara.

Ingredientes
- 1 paquete de tofu orgánico firme, escurrido y desboronado con tenedor
- 1/3 Taza de zanahoria rayada en pedacitos pequeños
- 3 cebollines verdes en pequeñas rebanadas
- 4 cucharadas de mayonesa no láctea ("Vegenaise" es perfecta)
- 1 cucharada de cúrcuma
- 1 cucharada de mostaza amarilla
- 1 cucharada de aderezo "Thousand Island" no lácteo (opcional)

Método
Mezcle bien todos los ingredientes. Disfrute en un sándwich con hojas verdes, o como una crema para galletas o pan tostado.

ENSALADA DE GARBANZOS

Los garbanzos son una de las legumbres más deliciosas y nutritivas que existen. Son tan versátiles que son básicos en la comida de muchas y variadas culturas. Yo uso los garbanzos regularmente en ensaladas, o guisados combinados con arroz. ¡A mis nietos les gustan tanto que hasta se los comen directamente de la lata después de enjuagarlos y sin condimento alguno!

Ingredientes
- 2 latas de garbanzos, escurridos y enjuagados
- 1 chalota mediana (o 4 cebollines verdes o ½ cebolla roja pequeña) finamente picada
- 1 diente de ajo bien machacado
- 6 aceitunas verdes rellenas cortadas en pedacitos
- 1 cucharada de alcaparras
- 1 cucharada de pimientos morrones
- 1 puñado de cilantro al gusto
- 1 cucharadita de aceite de oliva
- Sal y pimienta al gusto

Método
Combine todos los ingredientes en un plato hondo y deje reposar por media hora para que los garbanzos absorban el sabor. Sirva por sí solo o encima de hojas verdes o granos como arroz y quínoa. Añada salsa de pasta y un poco de caldo de vegetales a las sobras y caliente y obtendrá un plato diferente, sencillo e igual de delicioso.

Grasas

Las únicas grasas que nuestro cuerpo necesita obtener en la dieta, son dos: las poliinsaturadas omega-3 y omega-6, llamadas así por su configuración química. Ningún otro tipo de grasa es necesaria en la dieta, pues el cuerpo las construye en las cantidades que necesita por medio de las esenciales. El exceso de grasa se almacena, y esto interfiere con varias funciones cruciales como la de la insulina, causando diabetes tipo 2.

Es ideal mantener las grasas omega-6 y omega-3 en proporción de 2-1 a 4-1 respectivamente. Dado que las omega-6 son extremadamente

COMPOTA MAÑANERA INVIGORANTE DE AVENA, CHÍA Y LINO

Tiene sentido que empecemos el día con buena alimentación y energía. La avena es rica en antioxidantes, fibra, vitaminas y minerales – estos en particular son importantes para el equilibrio del colesterol que tanto nos afecta. Tanto las semillas de chía como las de lino, son fantásticos alimentos, repletos de omega-3's entre otros nutrientes, y en esta compota las semillas son casi indetectables. Las pasas son una gran manera de endulzar este cereal tan alimenticio y delicioso.

Ingredientes
▸ 2 tazas de leche no láctea, preferiblemente de soya
▸ ½ taza de avena integral
▸ 2 cucharadas de pasas – preferiblemente doradas
▸ 1 cucharada de semillas chía
▸ 1 cucharada de semillas de lino molidas
▸ 1 cucharadita de vainilla
▸ 1 cucharadita de canela, preferiblemente de Ceilán

Método
Cocine la avena en la leche a calor mediano, y cuidadosamente mezcle las pasas y las semillas. Continúe cocinando por alrededor de 2 minutos o hasta que la mezcla comience a hervir y se cuaje un poco. Añada la vainilla y riegue canela por encima a gusto.

comunes, para poder obtener el balance necesario es importante enfocarse en obtener las omega-3 en la dieta. Las mejores fuentes son las semillas de lino (molidas en cereales, batidos, y como substituto para huevos), y el aceite de lino (para aderezo de ensaladas). Las pequeñas semillas chía también contienen alto porcentaje y son inocuas en cereales, fantásticas en postres y cremas. Otra buena fuente son los vegetales de hojas verdes, como la col y la espinaca, las nueces de nogal y todas las legumbres, especialmente las habichuelas de soya.

Contrario al concepto común, el aceite de peces de agua fría no es buena fuente de esta grasa esencial, pues aunque tiene un alto contenido de omega-3, viene de peces que en su grasa contienen mucha concentración de metales pesados, pesticidas y otros contaminantes muy venenosos

GUACAMOLE

Yo me crié recogiendo aguacates en el patio detrás de mi casa y tengo suerte que crecí disfrutando esta fruta tropical tan deliciosa y nutritiva. Los aguacates son ricos en las buenas grasas mono-saturadas, en antioxidantes y en ciertos fito-nutrientes que ayudan a la absorción de los carotenoides. Contienen también minerales que son particularmente importantes para la salud en general, pero especialmente la del corazón.

Ingredientes
▶ 2 aguacates – empezando a madurarse
▶ Sal y levadura nutricional para sazonar al gusto

Método
Maje los aguacates con tenedor, y anada la levadura nutricional a gusto.

Los siguientes ingredientes son opcionales, pero hacen el guacamole hasta más exquisito y nutritivo:
▶ 1/4 cucharadita de jugo de limón
▶ 1/2 cebolla roja picadita
▶ 1 puñado cilantro
▶ 1 tomate grande o 6 pequenos en pedacitos
▶ 1 cucharada de salsa de pasta favorita

("DDT", "PCBs", mercurio y dioxina) que son sumamente comunes en los océanos, lagos, y ríos. ¡El análisis químico de solo el cabello de niños en un estudio denota cuáles comúnmente ingieren peces en su dieta!

Además de envenenarnos y promover enfermedades relacionadas, el utilizar a los peces (al igual que otros animales) como vehículo para obtener nutrientes esenciales es algo espantoso para los peces, causa desmedida destrucción a nuestro planeta y como toda otra clase de carne animal, por sus toxinas metabólicas está directamente asociado a las enfermedades crónicas.

Es importante mencionar que hay ciertos alimentos deliciosos como los aguacates, las nueces y las aceitunas, que por su alto valor en muchos otros nutrientes, como la Vitamina E y la fibra, aunque añaden exceso de grasas no-esenciales, vale la pena mantenerlos en la dieta en forma moderada.

Lo siguiente son algunos datos grotescos sobre los peces. De acuerdo con los expertos, la mayoría de los peces en el océano ya han sido exterminados, y la industria pesquera quebrará en menos de 10 años. Esta es una industria que brinda billones de dólares ilegales pero conlleva destripamiento, inanición y asfixia de animales con un sistema nervioso para sentir estrés y dolor igual que los seres humanos. Además de esta crueldad infinita, matamos millones de tortugas, tiburones, ballenas, delfines, marsopas, peces espadas y albatros como capturas circunstanciales a nuestra pesquería. Más aún, millones de otros peces capturados en el océano son triturados y molidos para usarse como alimento del ganado industrial. ¿Qué estamos haciendo?

Carbohidratos

Los carbohidratos derivados de alimentos en su estado natural son moléculas gigantescas de azúcar cuya función en el cuerpo es proveer energía al desintegrarse durante el proceso metabólico. Todos sabemos que la energía es lo que necesitamos para vivir, y una gran variedad de carbohidratos de frutas, vegetales, legumbres y granos es la fuente principal para nuestra vitalidad. Cuando estos carbohidratos en su estado original son refinados, como sucede con el azúcar de mesa y la harina blanca, o procesados como en el omnipresente jarabe de fructosa de maíz, su configuración bioquímica se simplifica de tal modo que entonces se convierten en un gran reto para nuestra salud, causando inflamación y eventualmente enfermedad crónica. Hoy en día muchos comestibles (basados tanto en plantas como en animales) contienen estos carbohidratos dañinos; debemos cotejar etiquetas y evitarlos lo más posible.

ENSALADA DE PAPAS CON RÁBANOS FRESCOS

Esta receta tan sabrosa y fácil de hacer la aprendí de mi madre, pero ha sido modificada un poco para hacerla más sana y nutritiva. Es casi una comida completa, con mucho carbohidrato complejo, fibra, antioxidantes, vitaminas, minerales y proteína. De costumbre, mi madre se esmeraba mucho en la presentación, pues es muy atractiva si se prepara en un molde de bizcocho y al final se vierte en un plato, con los varios colores sobresaliendo. Pero aún cuando más sencilla servida en un tazón, es divinamente exitosa.

Ingredientes
- 6 papas grandes – preferiblemente "Idaho", en cuadros pequeños
- 8 rábanos frescos – orgánicos mejor, picados en rodajas pequeñas
- 4 tallos de apio, en rebanadas finas
- 2 tallos de cebollines verdes, en rodajas pequeñas
- 1 paquete de guisantes pequeños verdes congelados
- 1 puñado de cilantro fresco (opcional)
- 4 cucharadas de salsa mayonesa no láctea*
- 4 cucharadas de mostaza amarilla de Dijon

> *Opción más saludable: mezcle 1 paquete de 12 onzas de tofu firme o "Silken"; 2 cucharadas de mostaza amarilla y 1 de mostaza "Dijon"; 4 granos de ajo molido, y 1 cucharada de jugo de limón

Método
Cocine las papas en agua hirviendo hasta que estén casi completamente blandas, alrededor de 10 minutos, y escúrralas bien. Combine las papas con los rábanos, el apio y los cebollines. Cocine los guisantes levemente al vapor o en el microondas, escúrralos y añada a las papas. Mezcle la salsa blanca, la mostaza y el cilantro con las papas, revolviendo cuidadosamente. Cubra y refrigere hasta que haya perdido el calor.

CAZUELA DE PLÁTANOS MADUROS

Esta cazuela llamada piñón es un plato muy rico típico puertorriqueño y es parecido a la lasaña. El piñón combina los tan versátiles plátanos con otros alimentos nutritivos. Los plátanos estimulan el sistema inmune, ayudan a regular la digestión, y son altos en potasio, vitamina A y fibra. Ya sean verdes o maduros, son populares en diversos países, y sustituyen bien al arroz o las papas.

Ingredientes

- 5 plátanos maduros, pelados y cortados a lo largo en tiras
- 1 paquete de soya molida (preferiblemente marca "Nate's")
- 1 cucharadita de aceite de oliva
- 1 cebolla amarilla picada en pedazos pequeños
- 1 diente de ajo bien picadito
- ½ taza de caldo de vegetales
- 3 cucharadas de salsa para pasta
- 1 taza de habichuelas verdes estilo Francés
- Equivalente a 1 substituto para huevos ("Egg Replacer" perfecto)
- Sal y pimienta para sazonar al gusto

Método

Caliente el horno a 425 grados. Organice las tiras de plátanos en un molde de hornear cubierto con papel de pergamino y con una brocha de cocinar, "pinte" los plátanos con un poco de aceite. Hornéelos por 15 minutos hasta que estén dorados y después baje el horno a 350 grados. En un sartén cocine la cebolla hasta que esté transparente, y añada el ajo cocinando un poco más. Añada el caldo, la soya y la salsa calentando un poco hasta que la soya esté cocida y el caldo casi seco. Combine con esto las habichuelas verdes y mezcle bien. Transfiera la mezcla a un plato de hornear y alterne por camadas con los plátanos, incorporando un poco de huevo sustituto entre las camadas para que todo se una bien. Hornee por 30 minutos hasta que todo se cocine completamente.

Micronutrientes

La nutrición basada predominantemente en plantas en su estado original provee una cantidad enorme de micronutrientes además de los macronutrientes básicos como proteínas, grasas, y carbohidratos. Además de la fibra, las plantas contienen un generoso conjunto de vitaminas, antioxidantes, fito-nutrientes, y minerales (incluyendo el calcio, que es muy abundante en las legumbres y en los vegetales verdes como el brócoli y el col rizado).

La vitamina B12 es el único micronutriente esencial que no existe en las plantas, pues es fabricada por los microorganismos del suelo terrestre como bacterias, algas y levadura, y los métodos modernos de esterilización de alimentos eliminan toda traza. Nuestro cuerpo contiene un poco de esta vitamina en la boca y en el intestino bajo pero la cantidad no es suficiente.

Aunque no necesitamos mucha cantidad de B12, una deficiencia en esta vitamina puede ser devastadora. Dado que los animales ingieren bacterias que fabrican la B12, los productos basados en animales contienen algo de B12. Sin embargo, la cantidad contenida varía, y por lo tanto, se recomienda suplementar con B12 a todas las personas, especialmente de 50 años en adelante. Varios alimentos, como la levadura nutricional y las leches basadas en plantas y cereales están enriquecidos con esta vitamina.

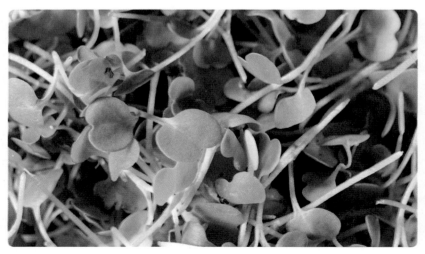

SALSA DE ALCACHOFAS

Esta es una salsa deliciosa, que desde que la probé en casa de una amiga me encantó y la sirvo como uno de mis aperitivos favoritos. La receta original fue transformada para basarla en plantas, al sustituir crema agria, mayonesa y queso parmesano no lácteos por los originales lácteos. El añadir levadura nutricional provee más sabor y vitamina B12.

Ingredientes
- 1 lata de corazones de alcachofas en agua
- 2 cucharadas de mayonesa sin lácteos ("Vegenaise" es perfecta)*
- 2 cucharadas de salsa agria (o queso crema) sin lácteos*
- 2 cucharadas de queso estilo Parmesano sin lácteos
- 2 cucharadas de levadura nutricional en polvo

*Opción más saludable: sustituya 1 taza leche no láctea, espécela con 2 cucharadas de harina de trigo integral y sazónela con 1 cucharadita de polvo de cebolla y de ajo.

Método
Combine todos los ingredientes en un procesador pequeño. Hornee a una temperatura de 350 grados por 20 minutos o hasta que se dore. Sirva caliente con tostadas de pita o galletas y disfrútelo.

GUSTO

Para dar gusto a la comida incorporo varios de los ingredientes básicos de la comida puertorriqueña en la cocina, pero transformo platos tradicionales a una versión basada únicamente en plantas. A mi familia le encanta, y regularmente disfrutan de alimentos favoritos con los que yo me crié, tales como plátanos, yautías, y frutas nativas, incluyendo el aguacate, chayote, mangó, chinas, tamarindos, guayabas, limas y guineos. También preparo mucho arroz con habichuelas o garbanzos guisados, y con gandules, típicos en la comida puertorriqueña.

Sofrito

Comúnmente uso una base en la cocina que le da un gusto especial a la comida. Esta mezcla básica se llama sofrito, y se puede usar con casi cualquier receta, incluyendo guisados, sopas, habichuelas y cazuelas, impartiéndole a cada una un delicioso sabor singular. El sofrito consiste de cebolla, ajo, tres o cuatro pimientos dulces de varios colores (mejor si logro conseguir ajíes puertorriqueños, que tienen un sabor especial), y un puñado de cilantro. Todos los ingredientes se lavan bien, se pican y se muelen. Se usa el sofrito inmediatamente como base para la comida, o se prepara una cantidad mayor, y después de añadirle un poco de vinagre para preservarlo, se congela en paquetes individuales para facilitar su uso cuando se llegue el momento. Se extrae el rico sabor del sofrito para una comida pre-cocinando una o dos cucharadas grandes en un poco de aceite de oliva o caldo de vegetales y después añadiendo los ingredientes de la comida al sofrito.

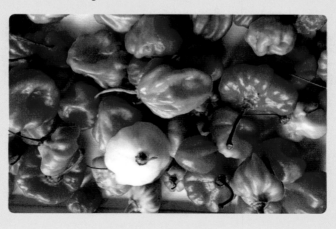

ARROZ CON HABICHUELAS

La combinación de arroz con habichuelas es deliciosa y especialmente nutritiva. Es un matrimonio perfecto porque sus proteínas de plantas forman un complemento ideal. Las habichuelas son uno de los alimentos mas alimenticios por su contenido enorme de nutrientes.

Ingredientes
- 1 taza de arroz*
- 1 cucharadita de sal
- 1 cucharadita de aceite de oliva
- ½ taza de quínoa orgánica**

*Prepare arroz integral según las instrucciones en el paquete

**Incluya quínoa en la preparación si el arroz es blanco, para mayor valor nutritivo

Método para el Arroz Blanco
Hierva la quínoa en 2 tazas de agua con sal y aceite. Añada el arroz blanco y continúe hirviendo hasta que el agua evapore. Cubra y baje el calor por 5 minutos; voltee y continúe cocinando por otros 5 minutos.

Ingredientes para habichuelas rojas pequeñas, grandes, blancas o negras
- 1 lata de 15 onzas de habichuelas (o 2 tazas de habichuelas secas ablandadas en agua por 12 horas)
- 2 cucharadas de sofrito
- 2 tazas de caldo de vegetales
- 2 cucharadas de jugo de tomate

Método
Cocine el sofrito en un poco de caldo y después añada el jugo, las habichuelas y el resto del caldo. Hierva todo rápidamente y entonces baje el calor y cocine cubierto por 30 minutos. Disfrute las habichuelas cubriendo arroz o mezcladas con el arroz. Opción: Rocee con cilantro fresco.

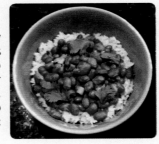

INSPIRACIÓN

El baile ha sido parte de mi vida siendo entrenada en diferentes estilos de baile desde la edad de 3 años. Quién sabe si mi experiencia con el baile haya influido en mi dedicación al equilibrio y al balance en la vida. Pero también soy científica, entiendo los procesos fisiológicos, valoro evidencia basada en la investigación y me gusta educarme sobre las mejores opciones para una vida saludable y radiante. Muy pronto después de enterarme de las repercusiones tan abrumadoras que los alimentos insalubres tienen, escogí un estilo de vida basado en alimentación verdaderamente nutritiva y a la vez justamente responsable para el resto del mundo. En mis presentes 73 años me siento más saludable y satisfecha que en toda mi vida anterior. El convertirme en consejera de salud fue un paso natural tomado para compartir mi conocimiento, experiencia y vitalidad con otras personas, y motivarlas a alcanzar lo mejor de sus vidas sin importar la edad.

En mis 37 años enseñando bienestar del cuerpo por medio de baile, mis participantes han obtenido muchos beneficios de mis clases. Pero ningún beneficio ha sido tan dramático como el recibido por participantes que han incorporado un cambio en su modo de alimentarse en conjunto a las clases de ejercicio.

Una estudiante perdió 50 libras en un año, felizmente que al mismo tiempo bajó su medicamento para diabetes y disminuyó su presión arterial. Otra participante que decidió eliminar comestibles de animales y seguir una nutrición basada en plantas se alegró al ver su nivel de glucosa bajar 30 puntos en solo 10 días de transformar su estilo de alimentarse; su médico se sorprendió del cambio tan drástico en el perfil pre-diabético.

Una de mis hijas es doctora internista quien, como primer paso, evalúa la calidad de alimentación de sus pacientes para prevenir, detener y curar enfermedades. Ha tenido un gran éxito con muchos pacientes mejorando su salud con rapidez y permanencia por medio de la transformación de patrones habituales hacia mas enfoque en la nutrición basada en plantas integrales. Varios médicos que han comenzado a recomendar este tipo de alimentación como primera guía también han experimentado resultados maravillosos. La alimentación es bien poderosa, y muchos aún no nos damos cuenta.

CELEBRACIÓN

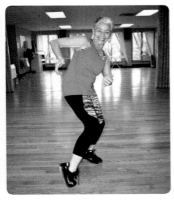

El movimiento, el ejercicio, la actividad... Estos son necesarios para que nuestro cuerpo obtenga pleno beneficio de la alimentación. Siendo la red cardiovascular el sistema de distribución de nutrientes en el cuerpo, es indispensable que este sistema sea eficiente. La buena circulación y la capacidad aeróbica son factores determinantes del estado de éste sistema, y estos son resultado directo de los ejercicios para el corazón Una rutina de ejercicio que además incorpore flexibilidad, resistencia y fuerza, aumenta la salud en general incluyendo el humor, el relajamiento, el enfoque mental y la memoria.

¡Este tipo de logro es verdaderamente una celebración vital! Pero el ejercicio a su vez requiere la energía que brinda la alimentación. Una buena nutrición y un estilo de vida activo van mano a mano, y juntos son responsables por el triunfo de una salud óptima.

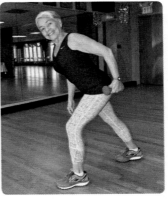

Soy aficionada al ejercicio al compás de la música como forma de obtener bienestar físico, porque me encanta bailar. Uso el ritmo de música exuberante como la salsa, el merengue, mambo, la cumbia, el flamenco, rock, country y hasta jazz, pero también me gustan las baladas suaves y la música clásica para rutinas de estiramiento y relajamiento. La música tiene magia, es inspiradora, vivaz y su ritmo define el tono del movimiento. El equilibrio inherente del movimiento al son musical resulta también en una gran forma de expresión emocional. Uso una rutina de ejercicio basada en Tai Chi que llamo Energía Latina y que es parte y forma de mi conjunto de ejercicios regulares. Incorporando completamente la mente y el cuerpo, esta rutina de balance físico, es verdaderamente una meditación con movimiento y música sobre las interconexiones en la vida.

REVOLTILLO DE TOFU Á LO DREW

A nuestra familia le encanta celebrar ocasiones especiales con un buen y delicioso desayuno almuerzo. Y cada uno de ellos incluye un revoltillo de tofu. El tofu es tan versátil que no importa cómo se cocine, funciona bien en cada comida que esté. Este revoltillo de tofu que mi yerno hace se puede servir con tortillas de maíz, y es sabrosísimo y sumamente alimenticio.

Ingredientes
- 2 paquetes de tofu firme cortado en cubos
- ¼ cebolla amarilla, picadita
- 2 dientes de ajo
- 1 cucharada de aceite de oliva
- Sal con sabor a gusto
- 2 cucharadas de cúrcuma
- 3 cucharadas de salsa levemente picante
- 1 cucharada de queso no lácteo en tiras estilo Mozzarella
- Salsa para tacos
- Cilantro al gusto

Método
En un sartén mediano caliente el aceite a calor medio. Añada el ajo y la cebolla hasta estar transparentes, y después añada el tofu y baje el calor cocinando hasta que todo se dore. Añada la sal sazonada y la cúrcuma y mezcle hasta estar amarillo. Añada la salsa de taco y la salsa, después el queso, y mezcle todo bien. Poner cilantro por encima al final.

Para Tortillas:
Opción 1: Caliente aceite Canola por 2 minutos sobre calor medio en sartén que no se pegue. Cocine las tortillas blandas por 45 segundos en cada lado hasta estar tostadas. Si la tortilla hace burbujas, apriételas con un tenedor. Una vez cocidas saque del sartén y repóselas en papel absorbente.

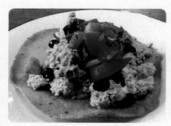

Opción 2: (para ahorrar tiempo): Compre tortillas pre-tostadas.

AGRADECIMIENTO

La residencia donde vivo con mi familia es un oasis en medio de una gran ciudad. Es un placer inmenso vivir rodeados por la naturaleza, sintiéndonos parte de todo y compartiendo con muchas otras criaturas.

El hogar que hemos creado se abre completamente a toda esta belleza, y tenemos la oportunidad de disfrutarla desde cualquier ángulo. Esta abundancia de vida y alborozo es una de mis fuentes de agradecimiento.

Tanto mi esposo como yo gozamos de la jardinería, y ésta fue una de las razones por las cuales escogimos esta propiedad. A mí me gusta envolverme con la naturaleza, conocer las plantas, participar de la armonía natural y crear lugares para caminar, sentarme, escuchar, meditar o sencillamente deleitarme de todo lo que veo. Mi esposo, por su parte, es un jardinero aficionado agrícola, con paciencia incansable y gran energía para descubrir formas de proteger sus cosechas y lidiar con los intereses de otros animales que previamente habitaban nuestra propiedad. A mí me place saborear una abundancia de alimentos frescos directamente de nuestro jardín, y poder compartirlos con toda la familia y amistades.

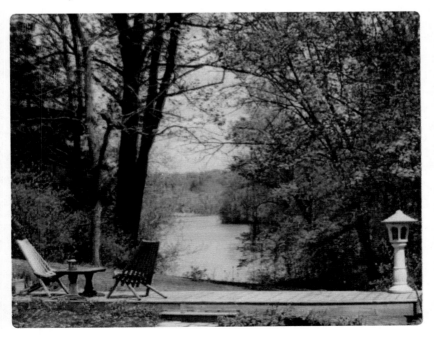

CALABAZA DELICIOSA HORNEADA

Cuando mi esposo y yo nos conocimos, aprendí de él a preparar esta calabaza. Cincuenta años de matrimonio más tarde, y éste sigue siendo uno de los platos favoritos de nuestra familia.

Ingredientes
- 2 calabazas de bellota, lavadas, cortadas por la mitad, límpielas por dentro sacando las semillas y las fibras
- 2 cucharadas de azúcar negra
- 2 cucharadas de mantequilla no láctea ("Earth Balance" es perfecta)

Método
Pre-caliente el horno a 400 grados. Cuidadosamente haga unas marcas en la parte de adentro de los pedazos de calabaza. Si hay prisa, puede pre-cocinarlas por 10 minutos en el microondas. Derrita juntos el azúcar y la mantequilla no láctea y mezcle bien. Unte esta mezcla en las calabazas y cúbralas con papel de aluminio para protegerlas. Hornéelas por una hora (por 20 minutos si las pre-cocinó). Espere que se enfríen un poco para servirlas y disfrútelas; ¡Son deliciosas!

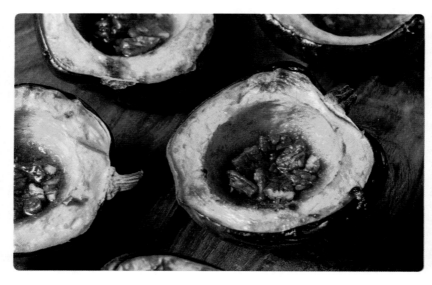

PAN DE GUINEO

Este pan es definitivamente parte de nuestro repertorio de cenas en mi familia. Es muy fácil de preparar y a los niños les gusta mucho hacerlo. La receta original fue transformada para basarla en plantas usando leche no láctea y aceite de canola en lugar de mantequilla. El usar menos azúcar que en la receta original no afecta su sabor.

Ingredientes
- 4 guineos maduros majados
- 1/3 taza de aceite de canola
- 1/2 taza de azúcar sin refinar
- 1/4 taza de leche de soya
- 1 cucharadita de vainilla
- 1 cucharadita de polvo de hornear
- 1 pizca de sal
- 1 taza de harina integral & 1/2 taza de harina regular

Método
Pre-caliente el horno a 350 grados, y en un envase grande mezcle los guineos majados con el aceite, el azúcar y la vainilla. Añada la sal, el polvo de hornear y la harina y mezcle rápidamente. Échelo todo en un molde rectangular de pan y hornee por 1 hora. Enfríe un poco y disfrute en rebanadas.

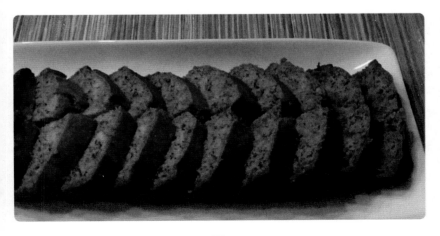

TARTA DE MANZANA CON GRUMOS CRUJIENTES

Esta receta, original de un libro de cocina del New York Times se ha convertido en parte del menú de nuestra familia, y es tan fácil que hasta mi nieto la prepara. Yo convertí la receta original en una basada solo en productos de plantas, al usar productos no lácteos. También descubrí que el usar menos azúcar que la original no le roba el sabor.

Ingredientes para el Relleno
▶ 6 manzanas verdes u otras agrias, peladas y cortadas en rebanadas
▶ 1 cucharadita de jugo de limón
▶ 1/4 taza de azúcar
▶ 1/2 taza de harina integral

Ingredientes para los Grumos Crujientes
▶ 1/2 taza de harina integral; 1/2 taza de avena integral
▶ 1/3 taza de azúcar
▶ 3 cucharadas de mantequilla no láctea

Método
Mezcle las rebanadas de manzana con el jugo, el azúcar y la harina, y deje a un lado. Pre-caliente el horno a 350 grados. Mezcle la harina, el azúcar y la mantequilla y corte esta mezcla con tenedor y cuchillo para formar los grumos. Transfiera el relleno de manzana a un molde de pastel y cúbralo con los grumos. Hornée alrededor de 45 minutos o hasta que se dore y la tarta empiece a hervir por los lados. Déjelo enfriar un poco y sirva con crema de anacardo, o de coco, crema batida de soya o con su helado favorito no lácteo.

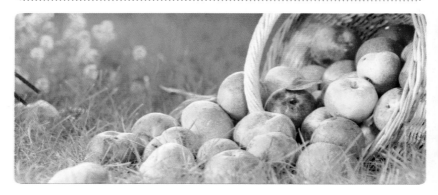

INTERCONEXIÓN

Es increíble que cerca de 100 millones de animales sintientes son masacrados diariamente tan solo por el gusto de su carne. La mayoría de las personas, aunque amantes de animales y que se consideran compasivos, no están al tanto de este dato o logran ignorarlo al incluir carne de animales regularmente en su alimentación.

Todos los animales, incluyendo los seres humanos, sienten dolor, desean vivir, y sufren cuando no se les permite vivir su propio ser. Ellos no son objetos, y el tratarlos como si lo fueran denota falta de compasión y respeto a la vida. La urgencia de liberar de esta tragedia innecesaria a los animales reafirma mi compromiso a una dieta basada en plantas.

La evidencia indiscutible sobre las consecuencias devastadoras que tiene el comer carne y productos de animales, se hace invisible porque hay un establecimiento potente industrial, social y gubernamental que rehúsa considerar esta información atentamente y con responsabilidad a los ciudadanos. Sin embargo, muchos científicos han atestiguado la conexión impactante que tiene la agricultura animal con nuestro ambiente, con la economía y con las enfermedades crónicas que nos afligen.

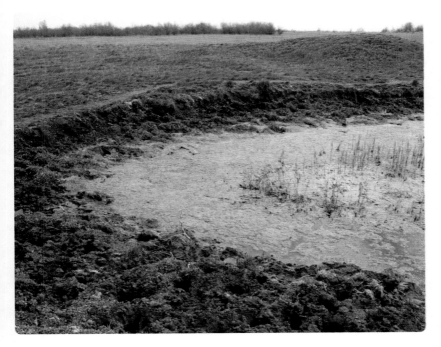

Si deseamos dejar un legado decente a las futuras generaciones, y hasta asegurar nuestra propia supervivencia, tenemos que verdaderamente enfrentarnos a este asunto y hacer algo sobre el mismo. No es pura coincidencia, sino un hecho significativo, que la raíz de todos nuestros problemas se pueden trazar al mismo punto de origen. El transformar nuestro enfoque hacia la alimentación traerá un beneficio enorme a nuestras vidas, a todo nuestro mundo.

Mientras crecimos no teníamos la oportunidad de ver el cuadro completo de nuestra alimentación. Aceptamos los alimentos sin explicaciones de lo que realmente son, de donde proceden, y cómo se obtienen. Es un sistema que adquirimos de por vida. Poder mirar a través de este sistema para ver esta realidad es difícil, pero vale la pena hacerlo. El resultado del esfuerzo a un cambio en este paradigma sería algo extraordinario.

Yo he descubierto que una vez que reconocemos el poder que tiene la alimentación en nuestra vida, se siente una gran alegría y autonomía sin igual. El poder compartir este placer con mi familia, particularmente con mis nietos, representa para mí un privilegio especial. Con esta información y experiencia ellos crecen sin el acondicionamiento limitante sobre la alimentación con el que nosotros crecimos. Ellos entienden cuáles son los alimentos mas nutritivos y que al mismo tiempo son libres de violencia y destrucción de nuestro planeta. Igualmente, desarrollan

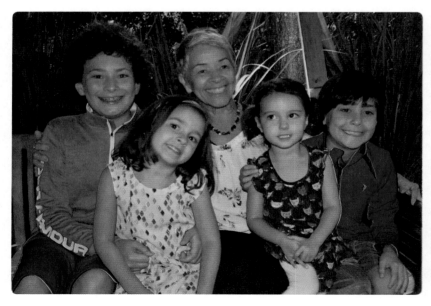

temprano el gusto por sabores de alimentos basados en plantas, y están orgullosos de su consciencia y conocimiento al respecto.

La experiencia de estar en la mejor salud y ser lo más inofensivo posible al mundo brinda una sensación de claridad inmensa que es difícil describir. Sucede que el adquirir el mejor bienestar de salud, armonía con nosotros mismos y la interconexión con el resto del mundo va mano a mano con la alimentación más saludable que existe, una que nace de paz y no de violencia, y que no hace estragos en el medioambiente. El dicho que frecuentemente usamos de que "somos lo que comemos" es cierto. Un estilo de vida de nutrición saludable, consciente, con benevolencia y respeto a la vida no debe de ser marginalizado como un extremo, pues sus implicaciones son muy abarcadoras y significativas para ser ignoradas.

En el mundo actual experimentamos emergencias sin precedentes con relación a nuestro bienestar personal, público y el económico. Hay inseguridad, y un problema ecológico que requieren acción inmediata. Tengo la esperanza de que este libro encuentre un lugar en el corazón de aquellos quienes lo leen, que abra mentes, que inspire y motive a los lectores a renovar su estilo de alimentación hacia uno basado predominantemente en plantas, que no requiera explotación de animales ni del valioso ambiente donde vivimos. Al hacerlo así, sé que vamos a florecer con la mejor salud y satisfacción en nuestras vidas.

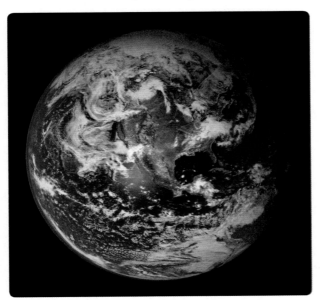

ALTERNATIVAS BASADAS EN PLANTAS PARA PRODUCTOS DE ANIMALES

MANTEQUILLA –

Earth Balance Spread (plus many other products): earthbalancenatural.com
Smart Balance (vegan version): smartbalance.com/products buttery-spread/smart-balance-original
Miyoko's Vegan Butter: miyokoskitchen.com/products-miyoko

QUESO (varios, y de diferentes sabores) –

Heidi Ho: facebook.com/HeidiHoOrganics
Tree Line: treelinecheese.com
Myoko's Artisan: miyokoskitchen.com
Daiya: daiyafoods.com
Chao: fieldroast.com/chaostory
Tofutti: tofutti.com
Kite Hill: kite-hill.com

HUEVOS –

Vegan Egg: followyourheart.com/
Reemplazo para horneados: ener-g.com/egg-replacer.html

MANTECADO/POSTRES CONGELADOS –

So Delicious: sodeliciousdairyfree.com
Breyers: breyers.com/product/category/1290485/non-dairy-frozen-desserts
Dream Bites (vanilla, chocolate, coconut): dreamplantbased.com
Ben and Jerry's: benjerry.com/flavors/non-dairy
Tofutti: https://tofutti.com/frozen-desserts-2

MAYONESA –

Hampton Creek "Just Mayo": eatjust.com/en-us
Vegenaise: followyourheart.com

NOTA: Muchas de las alternativas en estas dos páginas se pueden conseguir en las cadenas de supermercados nacionales como "Safeway" y "Whole Foods Market." Muchos se pueden ordenar por medio de "Amazon" o comprados en tiendas locales de productos orgánicos y naturales. Esta lista solo incluye unos pocos productos – existen otras marcas de productos basados en plantas que sustituyen los basados en animales, los incluidos representan mis favoritos.

ALTERNATIVAS BASADAS EN PLANTAS PARA PRODUCTOS DE ANIMALES

CON TEXTURA PARECIDA A LA CARNE –

Jackfruit: thejackfruitcompany.com
Beyond Meat: beyondmeat.com/products/view/beyond-burger
Nate's Meatless Meatballs: natesmeatless.com

PARECIDAS A LAS CARNES FRIAS –

Tofurky: tofurky.com
Lightlife: lightlife.com

COMIDAS PRE-PREPARADAS PARECIDAS A LAS DE CARNE –

Yves: yvesveggie.com
Annie's: annies.com

CON SABOR PARECIDO A LA CARNE –

Gardein: gardein.com
Field Roast: fieldroast.com
Impossible Burger: impossiblefoods.com

LECHE Y CREMA NO LÁCTEA –

Almond: almondbreeze.com
Soy: silk.com/products/learn-more/about-soymilk
Rice: dreamplantbased.com/product/rice-dream-classic-original-organic-rice-drink
Cashew: silk.com/products/original-cashewmilk
Coconut: vitacost.com/native-forest-organic-coconut-milk-unsweetened-13-5-fl-oz-1

CREMA BATIDA –

Soyatoo: godairyfree.org/product-reviews/soyatoo-soy-whipped-topping
So Delicious Coco Whip: sodeliciousdairyfree.com/products/coconut-milk-frozen-desserts/cocowhip-original

YOGÚR –

So Delicious: sodeliciousdairyfree.com/
Forager: foragerproject.com/
Daiya: daiyafoods.com/
Stonyfield Organic O'Soy: stonyfield.com/products/yogurt/osoy

RECURSOS

Libros ~~~~~~~~~~~~~~~~~~~~

How Not To Die by Michael Greger, M.D.

The Cheese Trap by Neal Barnard, M.D.

Power Foods for the Brain by Neal Barnard, M.D.

Dr. Neal Barnard's Program for Reversing Diabetes by Neal Barnard, M.D.

Turn Off Your Fat Genes by Neal Barnard, M.D.

Foods That Fight Pain by Neal Barnard, M.D.

Foods That Cause you to Lose Weight by Neal Barnard, M.D.

The China Study by T. Colin Campbell, PhD

Whole by T. Colin Campbell, PhD

Reversing Heart Disease by Caldwell B. Esselstyn, Jr., M.D.

Proteinaholic by Garth Davis, M.D.

Becoming Vegan by Brenda Davis, R.D. & Vesanto Melina, M.S., R.D.

Comfortably Unaware by Dr. Richard Oppenlander

Food Choice and Sustainability by Dr. Richard Oppenlander

On Being Vegan by Colleen Patrick-Goudreau

The 30-Day Vegan Challenge by Colleen Patrick-Goudreau

Meatonomics by David Robinson Simon

Healthy Eating Healthy World by J. Morris Hicks

Animals and Public Health by Aysha Akhtar

Living the Farm Sanctuary Life by Gene Baur

RECURSOS

Websites

www.nutritionfacts.org

www.pcrm.org

www.meatyourfuture.com

www.plantpoweredkitchen.com

www.plantbasedresearch.org

www.4leafsurvey.com

www.comfortablyunaware.com

www.colleenpatrickgoudreau.com

Artículos

www.ncbi.nlm.nih.gov/pmc/articles/PMC5466941/
    by Michelle McMacken, MD and Sapana Shah, MD

Blogs

Just the Facts Weekly News Updates by PCRM

Forks Over Knives

J. Morris Hicks' Healthy Eating Healthy World

Podcasts

Food for Thought

The Rich Roll Podcast

Plant Yourself

#EatForThePlanet With Nil Zacharias

Documentarios

Forks Over Knives

Cowspiracy

What The Health

Vegucated

Earthlings

From The Ground Up

Eating You Alive

Made in the USA
Middletown, DE
01 August 2022

70310876R00049